Dr Lucien BONNET

EX NTERNE DES HÔPITAUX D'ALGER

22

Contribution à l'Étude

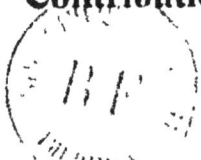

du

Mal de Mer

(Traitement)

MONTPELLIER

G. Firmin, Montane et Sicardi

CONTRIBUTION A L'ÉTUDE

DU

MAL DE MER

(TRAITEMENT)

PAR

Lucien BONNET

DOCTEUR EN MÉDECINE

EX-INTERNE DES HOPITAUX D'ALGER

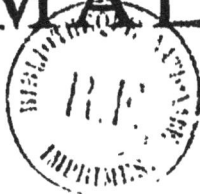

MONTPELLIER

IMPRIMERIE FIRMIN, MONTANE ᴇᴛ SICARDI

Rue Ferdinand-Fabre et quai du Verdanson

1909

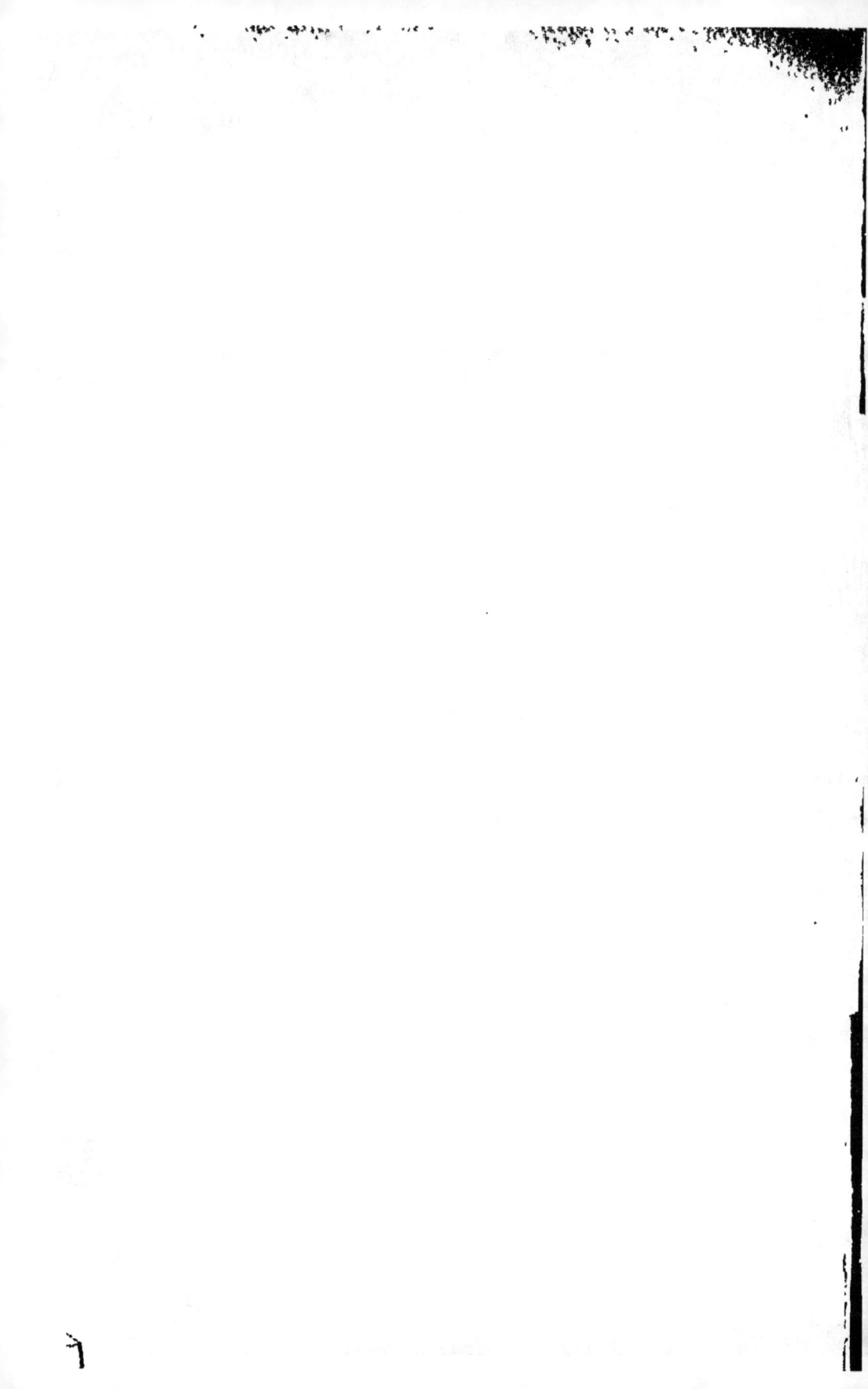

A MON PÈRE

LE DOCTEUR G. BONNET, D'ORAN

Mon premier Maître.

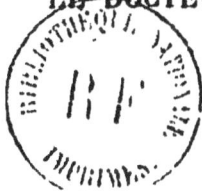

A MA MÈRE

L. BONNET.

A MES FRÈRES

JULES, GERMAIN, PAUL ET GASTON

A MA SŒUR LUCIENNE

L. BONNET.

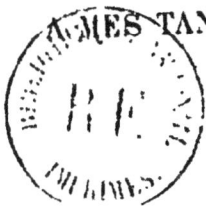

A MES TANTES, A MES ONCLES

A TOUS MES PARENTS

A MES AMIS

L. BONNET.

A MES MAITRES

A MONSIEUR LE PROFESSEUR RAUZIER

PROFESSEUR DE CLINIQUE MÉDICALE

Qui nous a fait l'honneur insigne d'accepter la présidence de cette thèse.

L. BONNET.

AVANT-PROPOS

Le jour si impatiemment attendu qui doit marquer le terme de nos études officielles est arrivé. Et ce n'est pas sans regrets que nous voyons finir une vie faite d'insouciance et de gaieté. Elle nous parut parfois bien longue : nous en regretterons peut-être la brièveté ! Nous entrons aujourd'hui dans une vie nouvelle et pleine d'inconnu pour laquelle nous avons vécu et travaillé jusqu'à ce jour. Nous y entrons cependant avec plaisir et rempli d'espérance, notre tâche étant facilitée par les exemples que nous avons eus sous les yeux, et en particulier par celui de notre père, dont la vie toute d'énergie et de travail est celle que nous nous efforcerons d'imiter, certain d'accomplir ainsi notre devoir tout entier. Nous ne saurons jamais lui témoigner toute notre affection et toute notre gratitude pour les sacrifices qu'il s'est imposés, afin de parfaire notre éducation. C'est pour nous un bonheur de lui adresser ce faible hommage de notre affection.

Que notre mère, dont nous avons su apprécier la bonté infinie et la douce indulgence, soit assurée d'une égale affection : nous la remercions bien sincèrement de nous avoir fait suivre la carrière médicale.

Que nos frères, dont nous avons pu constater la bonté de cœur soient assurés de notre profonde et fraternelle affection. Que Mme et M. Laffargue, dont nous fûmes l'enfant d'adoption durant notre séjour au lycée d'Oran, veuillent bien croire à notre inaltérable reconnaissance.

MM. les professeurs Brault, Cangé, Schorb, Soulié, Rey, Rouvier et Ardin-Delteil, et MM. Denis Gillot, Pellissard, furent successivement nos chefs de service : notre reconnaissance leur est acquise, et nous n'oublierons jamais ce que nous leur devons.

Nous sommes heureux de remercier notre ami, le docteur Sicard, chef de clinique médicale à Alger, des conseils qu'il ne nous a pas ménagés durant nos études.

Pendant nos années d'internat, nous avons contracté de solides amitiés. M. le docteur Paire fut le fraternel compagnon de nos joies et de nos peines : son amitié, ainsi que celle du docteur Uhlmann, nous fut d'un précieux secours pendant nos années de vie en commun ; notre séjour à Montpellier n'a fait que resserrer les liens qui nous unissaient aux docteurs Merlo et Trabut. Que tous soient assurés de notre inaltérable amitié.

M. Albert Aboulker, interne des hôpitaux, fut le compagnon de nos gardes d'internat : notre amitié lui est acquise.

CONTRIBUTION A L'ÉTUDE

DU

MAL DE MER

(TRAITEMENT)

INTRODUCTION

Le mal de mer n'est pas une maladie que l'on voit à l'hôpital et son étude n'entre pas dans le cadre de l'enseignement officiel ordinaire. Cependant, la naupathie est une entité morbide bien définie, et à ce titre mérite d'entrer dans le domaine de la pathologie.

Intéressé depuis longtemps par l'étude du mal de mer et de son traitement, nous avons eu l'idée d'aborder cette importante question. Nous avons eu, maintes fois, l'occasion de constater le peu de valeur des traitements ordinairement usités, et nous avons remarqué la plus grande efficacité du traitement préventif par la suggestion.

Nous n'avons certes pas la prétention d'inventer, nous venons simplement ajouter notre modeste contribution à une étude déjà commencée.

Dans une première partie, nous esquisserons la symptomatologie, l'étiologie et quelques théories pathogéniques nécessaires pour la compréhension du traitement.

Dans une deuxième partie, nous exposerons les différents modes de traitement, en réservant pour une troisième partie l'étude du traitement par la suggestion.

Enfin, nous exposerons nos conclusions.

SYMPTOMATOLOGIE

Le mal de mer ou naupathie est une entité morbide bien définie par ses symptômes. Il consiste en une perturbation fonctionnelle du système nerveux et de l'appareil digestif en particulier, et de tout l'organisme en général. Il est caractérisé par du vertige avec céphalée, des nausées suivies le plus souvent de vomissements. La description clinique du mal de mer a été faite maintes fois, aussi nous bornerons-nous à en énumérer les différents symptômes.

Les premières manifestations du mal se font généralement sentir aux premiers mouvements du bateau. Il n'est pas rare, ainsi que nous le verrons plus loin, de les voir apparaître au moment même de l'embarquement, alors que le bateau est encore à l'ancre, à peu près immobile. Ces premiers symptômes constituent la période prodromique.

Cette période est essentiellement marquée par de légers troubles nerveux : sensation de malaise général, avec angoisse légère, céphalée frontale, et sensation de pesanteur au creux épigastrique. Un léger vertige apparaît souvent alors. Ces phénomènes prémonitoires font rarement défaut, et sont les seuls troubles observés dans les formes dites atténuées. Ils ne tardent pas dans ces cas à disparaître. Ces formes atténuées sont rares, et ne nécessitent aucune thérapeutique.

Le plus souvent, il en est autrement: aux premiers mouvements du navire, les troubles prodromiques s'accentuent, et de nouvelles perturbations de l'organisme apparaissent. Le mal arrive à la période d'état et mérite le nom de mal de mer confirmé. C'est, qu'en effet, la naupathie est liée aux mouvements du bateau, et ceux-ci deviennent plus intenses et plus sensibles à mesure que la navire s'éloigne de la terre pour gagner la haute mer. La céphalée devient plus violente. Le vertige augmente dans de grandes proportions, et souvent la position horizontale est la seule possible. Le malaise et l'angoisse s'accroissent en même temps que la sensation de pesanteur au creux épigastrique. Les troubles gastriques font leur apparition.

Ne se montrant, dans les cas bénins, que sous forme de simples éructations, ils se manifestent presque toujours par des nausées suivies de vomissements. Les nausées sont toujours pénibles et contribuent fortement à la dépression qui s'empare du malade. Les vomissements sont le signe le plus constant, et aussi le plus constatable du mal de mer. Ils peuvent se produire sans grand effort, à intervalle plus ou moins long ; parfois au contraire, et c'est le cas le plus fréquemment observé, ils sont pénibles, affectant une forme continue, et achèvent la dépression morale et physique du malade, que les nausées avaient déjà fait apparaître.

Alimentaires au début, les vomissements sont constitués par du mucus stomacal plus ou moins mêlé de bile ; les malades se plaignent beaucoup de l'amertume qui en résulte. Il n'est pas rare de voir ceux qui refusent de s'alimenter rejeter un peu de sang mêlé au mucus stomacal. L'hématémèse est exceptionnelle. Rarement, les vomissements deviennent fécaloïdes ; nous en avons observé un cas, durant une mauvaise traversée entre Alger et Marseille.

Les autres appareils manifestent les perturbations auxquelles ils sont soumis avec une intensité moindre. Les troubles de l'appareil respiratoire sont assez légers et n'ont jamais provoqué de gêne sensible. Ils sont essentiellement marqués par une augmentation de l'amplitude des mouvements respiratoires, en même temps que ce nombre est diminué : de 16, chiffre normal, ces mouvements descendent ~~jusqu'à~~ 13 par minute. Les troubles de l'appareil circulatoire consistent en phénomènes identiques : augmentation de l'amplitude des révolutions cardiaques, avec ralentissement des battements ; il n'est pas rare de compter 60 pulsations à la minute. Le pouls est très souvent petit.

La constipation serait la règle pour certains auteurs : elle est très fréquente ; on signale chez quelques malades des selles diarrhéiques.

L'hypersécrétion sudorale est fréquente.

Les troubles sensoriels font rarement défaut : ils consistent généralement en hyperesthésie sensorielle. L'iris est contracté, le myosis est de règle, la photophobie s'observe très souvent. On trouve également de l'hyperacousie et de l'hypérosmie.

De tous ces troubles résulte une énorme dépense nerveuse, qui se traduit par des sueurs profuses, une lassitude générale, d'une extrême intensité, et un abaissement notable de la température générale (Hesse a constaté une chute thermométrique variant de 0°5 à 1°). La sensation de vertige, si nette et si désagréable, est continue. La céphalée est très violente. Le malade est dans un état de dépression physique et morale, qui peut devenir considérable. Cet abattement, cette asthénie morale et physique, est parfois telle, que le sentiment de pudeur, ordinairement si vif chez la femme, peut être complètement aboli. L'instinct de la conservation, si net cependant chez l'homme, peut entièrement disparaître. En un mot, tout effort de volonté est impossible.

Tel est, dans ses grandes lignes, le tableau du mal de mer. Nous avons vu comment il se manifestait, nous allons en étudier les causes.

ETIOLOGIE

On peut distinguer nottement trois causes, ou plutôt trois groupes de causes de la naupathie, que l'on divise en efficientes, adjuvantes et individuelles.

Les causes efficientes du mal de mer sont d'ordre physique : mouvements que la mer fait subir au navire ; ce sont des mouvements de progression, de tangage et de roulis, qui ont été si souvent décrits, que toute explication devient inutile. On incrimine, avec juste raison, le tangage et le roulis, causes primordiales du mal de mer. l passager est soumis aux mêmes ébranlements que le navire, et un rapport intime existe entre l'intensité du mal et celle des ébranlements subits. Ces derniers seront d'autant plus prononcés que la mer sera plus forte ; partant, les malades seront plus nombreux et plus gravement atteints.

Les causes adjuvantes peuvent être très nombreuses. Elles dépendent uniquement du navire : odeur, chaleur, manque d'air et bruit, telles sont les principales.

Les odeurs, qui constituent ce que l'on a appelé le méphitisme du bord, méritent une mention spéciale. Il suffit de visiter un paquebot pour éprouver cette gêne particulière produite par des émanations de toute nature. La fumée des machines, la graisse des pistons, qui produit une odeur écœurante, les odeurs nauséabondes qui se dégagent de la cale, des cuisines, l'odeur des peintures dans les cabines, des déjections, etc., forment le méphitisme dont on remarque si facilement la participation étiologique.

La chaleur des cabines, parfois insupportable, n'est pas un facteur négligeable. Déprimant fortement le système nerveux et, par suite, tout l'organisme, elle met le sujet, déjà préparé au mal par le méphitisme, dans un état de moindre résistance.

Le manque d'air, le défaut d'aération des cabines agit d'une façon analogue d'autant plus marquée que l'air est vicié. Diminué en oxygène, plus riche en acide carbonique, il ne pourra qu'affaiblir l'organisme.

Les bruits du bord : bruits de cordages, de chaînes, des machines, le roulement des hélices, sont des facteurs de moindre importance.

C'est dans les cabines des paquebots que ces différents facteurs sont les plus intenses ; aussi, les personnes qui y séjournent sont-elles les premières frappées.

A ces diverses causes, viennent s'ajouter des causes individuelles. La grossesse, les anémies, les affections gastriques et cardiaques prédisposent au mal de mer. Mais ce sont là des faits très particuliers, et ne présentant pas l'intérêt de ce que l'on a nommé le « facteur psychicité ».

Les nombreuses études faites ces dernières années ont montré dans quelle proportion les influences psychiques entraient dans la production des troubles naupathiques.

Cette étude est assez complexe, car les influences psychiques sont nombreuses et variées. Tous les individus n'y sont pas également soumis. Les névropathes, les hystériques, les gens émotifs en subissent plus largement les atteintes ; et l'on peut dire que ces influences psychiques

interviennent avec d'autant plus de force que les individus sont plus suggestibles.

En premier lieu, il nous faut citer l'émotion qui s'empare d'une personne à l'idée du voyage qu'elle va accomplir. L'incertitude du moment d'arrivée, du temps qu'il
fera, l'appréhension d'une traversée peut-être longue et
dangereuse, l'idée d'un naufrage possible, les soucis des
affaires, etc., sont autant d'éléments qui peuvent occuper
l'esprit du passager, le fatiguer, et le prédisposer au mal
de mer. L'imagination peut jouer un rôle considérable, et
à ce sujet, nous empruntons au docteur G. Bonnet l'observation suivante : « Une parente devait séjourner à Marseille, pendant deux jours, avant de s'embarquer pour
l'Algérie sur un paquebot à marche rapide. A peine des-
cendue du train, elle fut prise de vertiges, de nausées et
de vomissements : elle avait le mal de mer rien qu'en y
songeant ; elle insista pour s'en aller le jour même, mal-
gré la lenteur bien connue du navire en partance, pré-
textant qu'elle serait malade tout le temps de son séjour
à Marseille, et que, en partant de suite, elle serait débar-
rassée plus tôt. » Nous avons eu nous-même l'occasion
de constater la puissance de l'imagination chez une personne, très malade en mer, qui éprouvait de légers troubles naupathiques en voyant simplement un navire quit-
tant le port.

Mais ce sont là des cas particuliers ; l'imagination ne
produit ordinairement qu'une prédisposition, par diminution de la force nerveuse.

La peur du mal de mer, la crainte de ce mal entrent
pour une part plus importante dans la production de la
naupathie. Plutarque, le premier, le baron Larrey, Long
et Lanrans, de Montpellier (thèses), entre autres auteurs,
firent de la peur la cause du mal de mer. Il y a certaine-

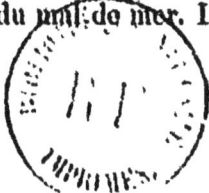

2

ment exagération ; mais il est vrai que le sujet préoccupé par la peur n'aura pas l'énergie de résister, il n'essaiera même pas de combattre le mal ; son esprit, tendu, s'occupera à étudier ce qu'il ressent. C'est là une proie facile, et le moindre trouble constaté le fait succomber. Si quelques personnes effrayées ont pu échapper au mal de mer, beaucoup n'auraient pas été malades, si elles n'eussent pas été effrayées.

D'une façon générale, peu de personnes ont assez d'énergie pour ne pas éprouver un vague sentiment de crainte en entreprenant un voyage sur un élément dont elles n'ont pas l'habitude, et dont elles connaissent, par ouï dire, le terrible tribut. Sans s'en rendre bien compte, la force nerveuse se dépense en auto-suggestion involontaire, conscient ou non, et la prédisposition s'établit.

Certaines personnes ont pu échapper à ces différentes influences et se sont embarquées sans avoir rien éprouvé. Tout n'est pas dit encore ; tant que le mal ne fait pas son apparition à bord, rien ne vient les troubler. Mais, que quelques passagers soient malades, qu'ils présentent quelques troubles gastriques, des vomissements, et ceux-là mêmes qui n'avaient encore rien ressenti et qui sont les témoins du triste spectacle, peuvent succomber. C'est qu'un nouvel élément vient d'intervenir : c'est l'imitation inconsciente.

Tous les médecins ont pu remarquer, durant leur passage dans les hôpitaux, les effets de l'imitation inconsciente. Qu'une malade présente des phénomènes hystériformes dans une salle d'hôpital, des cas semblables apparaissent chez les voisines ; toutes les malades impressionnables de la salle peuvent présenter les mêmes troubles. Nous avons, durant notre stage hospitalier, constaté plusieurs fois de pareils faits. Le phénomène du bâillement sympathique est un fait trop connu pour que nous le décrivions : c'est un effet de l'imitation inconsciente.

Walter, un auteur allemand du siècle dernier, faisait de l'imitation inconsciente l'unique cause du mal de mer. Il y a là exagération ; retenons simplement que les troubles, provoqués par l'imitation inconsciente, sont d'autant plus prononcés en mer que l'organisme, sous l'influence des causes adjuvantes et des causes psychiques qui précèdent, est moins apte à se défendre. Sous l'effet suggestif de l'imitation, qui se développe de proche en proche sur les passagers, le mal s'étend et se propage.

En résumé : mouvements de tangage et de roulis ; odeur, bruit, chaleur ; émotion, crainte et imitation inconsciente, tels sont les principaux facteurs du mal de mer.

Tous ces éléments n'ont pas à intervenir pour le provoquer ; un seul peut suffire, et nous avons montré le rôle important des influences psychiques dans l'étiologie de la naupathie.

Il arrive assez fréquemment que certains sujets ne subissent pas l'action de ces causes ; ces privilégiés ne sont jamais malades et jouissent d'une immunité parfaite.

Avant de terminer ce chapitre, signalons les cas de naupathie qui se déclarent chez les vieux marins, soit par suite du mauvais temps, soit à la suite d'une longue période passée à terre. Ce dernier fait est bien là pour montrer l'importance capitale des mouvements du navire : tangage et roulis, causes primordiales du mal de mer.

PATHOGÉNIE

Comme le fait judicieusement remarquer Espitallier (thèse, Montpellier, 1903), l'anatomie pathologique, si utile dans toute explication pathogénique, fait complètement défaut dans le mal de mer. La naupathie est une maladie fonctionnelle, sans lésions anatomiques ; aussi, les auteurs sont réduits à formuler des théories hypothétiques, basées sur l'analogie des symptômes du mal de mer avec les maladies à manifestations semblables. L'imagination s'est donnée libre cours ; des quantités de théories ont été émises depuis Hippocrate. Nous ne ferons que signaler les plus récentes.

Ailhaud-Castelet, dans une brillante étude sur le mal de mer (thèse, Paris, 1895, numéro 123), expose et critique toutes les théories connues, et en émet une, dont nous nous bornons à reproduire les conclusions : « La raison pathogénique du mal de mer consiste essentiellement en un acte réflexe. Le point de départ est une série d'excitations anormales portant sur les nerfs sensitifs du tégument et des viscères, sur le pneumo-gastrique et le système sympathique abdominal, sur les organes des sens, sur les nerfs de l'intelligence, sur le sens musculaire et le sens de l'espace. Ces impressions sensitives, élaborées dans les centres cérébraux médullaires et sympathiques, se répercutent sur les divers organes ou appareils, en produisant la vaso-constriction périphérique et la vaso-dilatation viscérale compensatrice, l'hyposténie cardiaque, la diminution de la pression sanguine, l'anémie cérébrale et le myosis. »

Espitallier insiste sur les « excitations diverses des canaux semi-circulaires, qui, étant directement et rapidement excités, ne peuvent plus nous donner une notion exacte de notre corps dans l'espace et produisent le vertige ».

Penaud (thèse, Bordeaux, 1903), dans une savante étude sur le mal de mer, conclut que « la naupathie est une maladie de la fonction d'équilibration, atteinte primitivement dans son élément d'orientation, et ensuite dans son élément équilibre, avec complications de phénomènes symptomatiques dus à une véritable décharge des centres d'équilibration, anormalement excités vers les autres sens.

» La kinesthésie générale, viciée dans ses éléments constitutifs (sensations musculaires et tactiles), l'est aussi dans ses voies sympathiques ; le rôle du ballottement, du changement de position des viscères abdominaux est capital. Toutes les autres voies d'orientation peuvent aussi servir de point de départ (labyrinthiques, optiques).

» Il existe un rapport intime entre la déséquilibration et la naupathie : les causes et les symptômes sont identiques et physiologiquement explicables de la même manière. »

Maillet se montre partisan de la théorie de Keraudren, basée sur l'ébranlement des organes abdominaux. Le docteur Raingard (Gazette médicale de Nantes, 1907), incrimine spécialement le foie, qui, par un phénomène de ptose dû aux mouvements du bateau, vient irriter par ballottement le plexus solaire et les ganglions semi-lunaires. Le docteur Guillon, de Calais (Presse médicale, 1907), insiste sur le ballottement de l'estomac.

Voici comment le docteur G. Bonnet nous a longuement

expliqué le mécanisme du mal de mer. Les troubles de la vue apparaissent les premiers et se manifestent peu après que le navire a quitté le mouillage. Peu de personnes s'en aperçoivent, parce que ces troubles de la vue sont rapidement masqués par des désordres plus apparents et plus douloureux qui sollicitent l'attention.

Beaucoup de passagers ont la coutume de se tenir sur le pont au moment du départ ; ils saluent de loin leurs parents, leurs amis ; ils veulent jouir du panorama de la ville et de la côte, vues de la mer. Ils regardent les vagues, comparent leurs dimensions, les suivent dans leur course et dans leurs déformations.

Mais comme les mouvements des passagers dans l'espace sont solidaires de ceux du vaisseau, la direction du regard est constamment modifiée par ces mouvements inusités ; il en résulte des efforts continus et inconscients d'accommodation, qui ne tardent pas à fatiguer la vision et entraîner comme conséquence des troubles d'innervation cérébrale, provoquant à leur tour du vertige et une douleur frontale, parfois très pénible.

Les mouvements de tangage et de roulis font déplacer dans l'espace le corps des passagers d'une façon inaccoutumée et anormale. Toute la masse intestinale et tous les organes abdominaux sont soumis à ces mouvements. Tous ces organes intra-péritonéaux subissent l'influence du ballottement ; le péritoine est éminemment sensible ; l'irritation ainsi provoquée dans les terminaisons nerveuses du grand sympathique, se communique au plexus solaire et aux ganglions semi-lunaires, d'où réflexe centrifuge qui occasionne les nausées et les vomissements.

Telle est la genèse physique principale du mal de mer, et l'on conçoit qu'il est fort difficile, pour ne pas dire impossible, de s'en préserver totalement.

TRAITEMENT

Nous avons vu comment se manifestait le mal de mer, quelles en sont les causes, et par quel mécanisme il se produit. Nous allons voir par quels moyens on peut le combattre.

Les procédés employés jusqu'à ce jour sont innombrables, et si quelques-uns ont pu donner quelques satisfactions à leurs promoteurs, combien d'autres sont restés bien au-dessous de ce que l'on en attendait ! Chaque théorie pathogénique a nécessité une thérapeutique spéciale. Les traitements les plus bizarres et les plus contradictoires ont successivement provoqué des enthousiasmes passagers. La multiplicité même des traitements suffit pour en montrer l'inefficacité. En empruntant à ces multiples traitements les prescriptions que l'expérience montre devoir donner des résultats palliatifs ou curatifs, nous avons été amené à distinguer : une thérapeutique physique ou mécanique, une thérapeutique médicamenteuse et une thérapeutique psychique.

I. — Moyens physiques

Ce sont ceux qui essaient de combattre les causes efficientes et adjuvantes du mal de mer.

Bien souvent, les malades incriminent les causes adjuvantes. Le médecin se trouve désarmé pour les combattre. Comment pourrait-il empêcher le méphitisme du bord ?

Tout au plus peut-il souhaiter que la propreté règne en maîtresse absolue à bord, que les cabines soient aérées le plus possible, que les vomitoriums, qui sont dans les cabines, contiennent un désinfectant et un désodorisant : le sublimé et l'anios rempliraient assez ces conditions.

En un mot, aération et ventilation, *désinfection*, désodorisation, tels sont les remèdes contre les causes adjuvantes.

Il n'en est pas de même des moyens physiques proprement dits destinés à annihiler les effets du tangage et du roulis, et sur lesquels nous ne saurions trop insister.

Connus dès la plus haute antiquité, signalés par Montaigne et Rabelais, qui en ont relaté les bons effets, ce traitement découle de l'expérience et de l'observation.

Tous les sujets atteints du mal de mer adoptent la position horizontale, et tout observateur remarque rapidement que la plupart compriment leur abdomen à l'aide de leurs mains. Le moindre ballottement de la masse et des viscères abdominaux amène un certain degré d'adoucissement à leurs souffrances. C'est en se basant sur ce fait que le Dr Calliano, de Turin, a imaginé sa ceinture abdominale. Nombre de ceintures hypogastriques, épigastriques ou autres ont été imaginées depuis. La plupart ne donnent que des résultats imparfaits, car elles remplissent mal le but que l'on doit poursuivre: « relever et maintenir les organes abdominaux contre la face inférieure du diaphragme », et cela en vertu de la théorie physique ou mécanique qui a été exposée précédemment.

Le docteur A. Legrand conseille d'utiliser une bande de flanelle ou de crêpe de 10 à 15 centimètres de large sur 10

à 15 mètres de long, et recommande de commencer la cons-
triction par le bas, de remonter du pli des cuisses au-
dessus des seins, et de ne pas craindre de serrer trop
fort.

Ce sanglage abdominal est le plus pratique de tous les
procédés préconisés pour lutter contre le ballottement intestinal. Nous ne ferons que signaler le sanglage total de
Rochet dont la réalisation est plus difficile. Le calage a
pour objet « d'associer intimement le passager inhabile
au navire ». Le calage au lit est réalisé par tous les malades affligés de la naupathie nauseuse.

Les gouttières du docteur Auffret peuvent rendre de
grands services en réalisant un calage parfait, dont l'idée
est due à l'ingéniosité du docteur Loye qui, en proie au
mal de mer, avait trouvé le moyen d'être débarrassé de
toute sensation désagréable : « J'étais couché sur le côté
droit et j'avais placé mon oreiller entre mon abdomen et
la paroi de la cabine ; derrière moi, entre mon dos et le
bord de la couchette, j'avais fixé mon sac de voyage. Je
me trouvais ainsi enfermé dans une sorte de cuirasse, laquelle suivait tous les mouvements du bateau ; et j'avais
immobilisé mes viscères abdominaux contre le ballottement. Dans cette position, je pouvais lire sans fatigue et
sans éprouver le moindre malaise. »

Malheureusement, il n'en est pas toujours ainsi. Le docteur Loye fut un favorisé. Beaucoup, en essayant le même
procédé, n'ont pu qu'atténuer très légèrement leurs douleurs.

Somme toute, sanglage abdominal et calage au lit, sont
des moyens faciles à employer. S'ils ne peuvent empêcher
l'apparition du mal de mer, ils n'en sont pas moins d'excellents adjuvants, et dont on ne pourra retirer que pro-
fit.

II. — TRAITEMENT MÉDICAMENTEUX

Avant de commencer l'étude médicamenteuse du traitement, nous dirons quelques mots du régime alimentaire préventif et curatif, qui jouit d'une si grande faveur auprès du public. On a ordonné successivement l'alimentation à outrance et la diète absolue. Est-il inutile de dire que le régime seul n'a jamais opéré la guérison du mal de mer ? Le plus simple, à notre avis, est d'obéir à son instinct naturel, de manger comme de coutume avant l'embarquement, sans s'inquiéter de ce qui pourra advenir. De même, pendant la traversée, le meilleur est d'obéir à son appétit et l'on se trouvera bien de cette pratique.

Une grande partie de l'arsenal médicamenteux dont nous disposons a été utilisé contre le mal de mer. Toute la série des hypnotiques et des analgésiques fut tour à tour essayée. En première ligne, il convient de citer l'opium, actuellement employé sous forme de morphine. Si nous voulions citer tous les médicaments tour à tour préconisés et abandonnés, nous ne pourrions qu'inutilement compliquer la question. Le traitement médicamenteux doit être pathogénique et surtout symptomatique. Variant avec chaque théorie pathogénique, il pourra être différent suivant les opinions émises. Contentons-nous de détailler celui qui nous a paru donner les meilleurs résultats et dont le docteur G. Bonnet s'est presque toujours montré satisfait.

Les mouvements insolites que subit la masse intestinale, et en particulier l'estomac, en accroissent l'activité fonctionnelle ; il y a hypersécrétion des glandes de l'estomac, d'où irritation de la muqueuse gastrique, avec nausées et

vomissements réflexes. Le traitement médical doit donc
empêcher l'hypersécrétion et l'irritation gastrique consé-
cutive.

L'éther, les valérianates, les antispasmodiques divers
peuvent remplir certaines indications. Le chloroforme
administré sous forme d'eau chloroformée rend de bons
services, surtout s'il est associé au bicarbonate de soude
destiné à neutraliser l'acidité du suc gastrique. La for-
mule suivante, souvent ordonnée par le docteur G. Bonnet, est généralement suivie d'un bon effet :

Eau chloroformée (à 1 p. 100)	200 gr.
Alcool	10 gr.
Acétate d'ammoniaque	10 gr.
Teinture de cannelle	10 gr.
Sirop de chlorhydrate de morphine ..	40 gr.

Prendre une cuillerée à bouche de temps à autre, toutes
les deux heures environ si le mal n'est pas trop violent :
dans le cas contraire, prendre une cuillerée de quart
d'heure en quart d'heure.

L'acétate d'ammoniaque, de par son action stimulante,
sera d'un bon effet pour le malade abattu par la naupathie. Plusieurs personnes, qui ne présentaient, il est vrai,
qu'un léger mal de mer, se sont bien trouvées de l'emploi de cette potion.

Pour combattre la céphalée frontale et le vertige, les
médicaments qui donnent les meilleurs résultats sont l'antipyrine et le sulfate de quinine. L'antipyrine, après un
moment de grande vogue, subit un fort discrédit, à la
suite de l'expérience que tentèrent, en 1888, les membres
de l'Association française des Sciences qui allaient tenir
leur Congrès à Oran. « Pour les uns comme pour les autres, dit Rollet (*Lyon Médical*, 1888), les résultats ne so

firent pas attendre'; dès la sortie du port de Marseille et au bout de quelques instants, la question de l'antipyrine était absolument jugée. En somme, insuccès complet sur toute la ligne. A la section des sciences médicales, pendant le Congrès d'Oran, ce n'étaient qu'imprécations contre la fameuse panacée. »

Le sulfate de quinine, d'après Charles Richet, donnerait d'excellents résultats « dans un cas où, se basant sur les analogies symptomatiques qui existent entre le mal de mer et le vertige de Ménière, il donna du sulfate de quinine à une personne qui allait s'embarquer : cette personne, seule de tous les passagers, ne fut pas malade. »

Espitalier, reprenant ce traitement, rapporte dans sa thèse plusieurs observations où le sulfate de quinine fit merveille.

Nous avons vu souvent employer l'association de sulfate de quinine et d'antipyrine en quantités égales, et à doses fractionnées (cachet de 20 centigrammes de chaque médicament). Nous en avons nous-même apprécié les bienfaits, lors d'une traversée. L'absorption de deux cachets dont nous nous étions munis avant l'embarquement, fit disparaître un léger vertige accompagné de douleur frontale, provoqué par l'intensité du tangage et du roulis. Les cachets suivants :

Antipyrine   0,50
Magnésie calcinée   0,20
Validol ou essence de menthe. . . .   2 gouttes

ont dans quelques cas soulagé les douleurs des malades, et l'on trouvera bien de l'usage de ces cachets, si nous en croyons plusieurs personnes à qui nous les avons conseillés.

Parmi les médicaments encore employés, les pastilles de

cocaïne qui agissent par anesthésie de la muqueuse gastrique donneraient assez de satisfaction, mais l'action de la cocaïne, de l'aveu même de ceux qui l'ordonnent, est fugitive. M. le docteur F. Regnault préconise le traitement suivant : prendre à jeun 10 à 15 grammes de sous-nitrate de bismuth délayé dans un demi-verre d'eau ; mais il se demande si les quelques cas d'amélioration qu'il a eus ne sont pas le fait de la suggestion. (Bulletin de Médecine Sanitaire Maritime, Marseille 1907, numéro 6.)

Citons, pour terminer cette énumération de médicaments, l'instruction de la ligue contre le mal de mer, concernant le traitement pharmaceutique : « Prendre, avant l'embarquement, de 40 à 80 centigrammes de sulfate de (quinine ou encore 2 granules d'arséniate de strychnine à 1/2 milligramme chaque. »

Nous devons nous demander comment ces remèdes agissent sur les malades. Certes, leur action pharmacodynamique a lieu : cela est indiscutable. Mais cette action est-elle seule à intervenir ? Et avec le docteur Regnault, on doit se demander s'ils n'agissent pas surtout sur le psychisme du malade, par suggestion indirecte. On connaît cette tendance invincible du public à demander à des médicaments le soulagement et la guérison de ses douleurs et de ses malaises. Cette tendance constitue une auto-suggestion inconsciente, bien connue de tous les médecins, qui en font d'ailleurs un usage courant.

Le docteur Regnault a souvent guéri le mal de mer, en faisant absorber quelques centigrammes d'une substance anodine, dont il proclamait la grande efficacité. Nous avons personnellement observé plusieurs cas de guérison du mal de mer par suggestion indirecte et entre autres le suivant : Un de nos amis, étudiant en Médecine à Alger, vient plusieurs fois par an, en France, visiter ses parents. Horriblement malade en mer, il a la coutume de se faire faire au moment du départ une injection de morphine, ce qui, paraît-il, calme beaucoup ses douleurs. Lors de sa dernière traversée, en matière de plaisanterie, celui de nous qui devait pratiquer la salutaire injection, ne trouva rien de mieux que de substituer de l'eau ordinaire à la solution de morphine. L'injection fut solennellement pratiquée. Le lendemain, un télégramme nous annonçait une excellente traversée. Devons-nous préconiser l'eau ordinaire comme remède souverain ?

Le rôle de la suggestion ne saurait être nié dans ce cas particulier. Combien sont nombreux les cas semblables, où le remède agit uniquement par la confiance qu'il fait naître en celui qui l'emploie. Et c'est surtout en raison de ses effets psychiques que la médication pharmaceutique doit subsister dans le traitement du mal de mer. Nous pensons que l'emploi de produits dangereux, tels que l'atropine, la strychnine, et même tous les alcaloïdes, doit être absolument rejeté de la thérapeutique médicamenteuse de la naupathie, dont un usage immodéré pourrait avoir les plus graves conséquences pour les malades qui ont la tendance d'abuser des médicaments dans l'espoir de calmer leurs souffrances.

MAL DE MER ET SUGGESTION

I

Nous avons vu, en étudiant l'étiologie du mal de mer, la part importante réservée au facteur psychicité, qui agit soit en préparant le terrain, en prédisposant le sujet, soit en provoquant de lui-même l'apparition du mal de mer, sous l'influence d'une cause adjuvante quelconque.

Barney, un auteur anglais, fait une distinction entre le mal de mer dû à une cause mécanique et le mal de mer subjectif. Le docteur Félix Regnault, dans une intéressante communication faite l'an dernier à la Société d'hypnologie et de psychologie, a distingué le mal de mer vrai, contre lequel rien n'agit (à moins que l'on ait affaire à une personne hystérique) et le mal de mer imaginaire, produit par les influences psychiques. Une discussion, faite de remarques et d'objections, à laquelle prirent part les docteurs Bérillon, Magnin, Farez, Binet-Sanglé, etc., s'ensuivit et montra bien l'importance de la suggestion dans l'étiologie et le traitement de la naupathie. Le docteur Maillet, dans sa thèse, fait la même distinction, mais en appelant le mal de mer imaginaire du docteur Regnault, mal de mer dû à la suggestion.

Le docteur Bonjour, de Lausanne, donne une telle prépondérance au psychisme, dans la genèse du mal de mer qu'il en arrive à nier l'existence du mal de mer vrai, et prétend que le mal de mer est un phénomène d'auto ou d'hétéro-suggestion ancestrale ou de la foule, un préjugé répandu par les plus émotionnables. D'après lui, on pourrait supposer une humanité ignorant le mal de mer, comme tous les autres vertiges de la locomotion, s'il n'y avait pas de névropathes ou d'hypersensibles craintifs. « Ma conclusion, dit-il, est que dans le mal de mer, il s'agit de réflexes psychiques ; le réflexe organique augmente le trouble, mais je crois qu'il est insuffisant à provoquer le mal de mer et les vomissements. Tous ceux qui souffrent de ces phénomènes dévoilent leur tare nerveuse, ou subissent l'influence du préjugé. »

L'opinion du docteur Bonjour mérite d'être prise en considération, en ce sens que, presque toujours l'élément psychique intervient, soit en cause efficiente, soit en cause adjuvante, soit en cause aggravante. Combien de gens, qui n'offrent aucune tare nerveuse, qui ne sont pas névropathes, ont été malades en mer (et la genèse physique du mal de mer permet de comprendre à la suite de quels phénomènes) ! Mais une fois malades, déprimés par la naupathie, ces gens se laissent aller au découragement et c'est alors que les influences psychiques aggravantes interviennent. Les quelques cas types de mal de mer vrai, que l'on peut rencontrer constituent des exceptions ; il en est de même des cas types dus à la suggestion, plus fréquents cependant. Ce que l'on observe le plus souvent, ce sont les formes mixtes, où plusieurs facteurs étiologiques interviennent.

Dès lors, contrairement à l'opinion émise par le docteur F. Regnault, nous pensons que le traitement par la suggestion est susceptible de donner des résultats satisfaisants dans le plus grand nombre de cas. D'après cet auteur, toute naupathie qui résiste au traitement par la sug-

gestion doit être considéré comme incurable : la suggestion sert de pierre de touche. Nous ne saurions nous rendre à ce raisonnement. Comme on l'a judicieusement dit,
la suggestion de l'un réussit là où la suggestion d'un autre
a échoué. Tout dépend de l'opérateur et du malade. Les
cas d'insuccès tenant au manque de confiance du malade
en son médecin, sont assez fréquents. La conviction bien
établie du malade que la méthode est mauvaise et incapa-
ble de le soulager, est une des causes les plus fréquentes
d'échec. Nous aurons, d'ailleurs, à revenir sur ce sujet.

En résumé, les facteurs psychiques interv.ᵉnnent presque toujours dans la production de la naupathie ; cette
remarque est nettement établie pour tous ceux qui se sont
intéressés à la question. Les influences psychiques peuvent
être soit une cause efficiente, soit une cause prédisposante,
soit une cause aggravante. Partant de ce principe, le traitement par la suggestion s'impose.

II

Auto-suggestion et suggestion. — Après ces préliminai-
res, il nous paraît utile et même nécessaire de préciser le
sens que nous donnons à ces mots que nous avons fréquemment employés dans le cours de ce travail.

Une étude complète de la suggestion nous entraînerait
hors des limites de notre sujet. Notre expérience person-
nelle, d'une part, ne nous permet pas de critiquer avec
compétence les théories émises par tant de maîtres émi-
nents ; d'autre part, les exposer simplement manquerait
d'intérêt. Nous nous bornerons, dans ce chapitre, à exposer des idées, qui nous furent longuement expliquées en
d'intéressantes causeries par le docteur G. Bonnet.

La suggestion est une opération par laquelle on cherche à concentrer la pensée du sujet sur une idée qu'on veut lui voir réaliser. Dans le langage courant, on peut donner, par extension, le nom de suggestion, à l'idée même qui a fait l'objet de l'opération, et aussi à l'effet qui en résulte, ou doit en résulter.

La suggestion existe d'une façon constante tout autour de nous. Tous les médecins, volontairement ou inconsciemment, en font un usage courant, dans un but thérapeutique. Personne n'ignore le soulagement et la tranquillité morale que la seule présence du médecin apporte au malade. Dans ce cas, la suggestion s'opère à l'état de veille.

La suggestion pratiquée à l'état de veille est, le plus souvent, diminuée ou augmentée par la réflexion, par le jugement de celui qui en est l'objet, et, par suite, suivant les circonstances, la suggestion exercera une action bienfaisante, ou une action nulle, ou une action nocive sur celui qui la subit.

Si la suggestion se produit sur un individu dont la réflexion et le jugement sont affaiblis ou annihilés par un moyen ou une circonstance quelconque, elle acquiert une force immense. Il en est ainsi chez les sujets qui ont une grande confiance en leur opérateur. La suggestion sera d'autant plus forte que le cerveau du sujet sera plus passif. Cette passivité, qui se traduit par la diminution ou la disparition de la réflexion et du jugement du sujet, pourra s'obtenir, soit volontairement à l'état de veille, soit dans un état particulier : l'état hypnotique. Selon la suggestibilité des sujets, la suggestion se réalise ou ne se réalise pas. On trouve des sujets très suggestibles, chez lesquels une seule séance de suggestion suffit pour la réussite de l'opération, et des sujets peu suggestibles, chez lesquels plusieurs séances sont souvent nécessaires pour parvenir au but recherché. Enfin, chez certains autres, très peu suggestibles, les résultats sont pr sque nuls. Mais cela ne doit pas surprendre : quelle thérapeutique, quel traitement, quel médicament ne compte pas quelque insuccès à son actif !

Par auto-suggestion, nous entendons un acte volontaire ou involontaire et inconscient, par lequel notre force nerveuse s'accumule et se concentre sur une idée et dont le résultat ou la tendance est de provoquer un effet déterminé. Comme pour la suggestion, dans le langage courant et par extension on donne ce nom à l'idée même et aussi à l'effet qui doit en résulter.

Nous avons vu quel rôle important joue l'auto-suggestion dans la production du mal de mer. « Nous savons combien la naupathie est redoutée, nous savons que cette crainte devient une idée fixe, dit Penaud ; qui connaît le rôle des idées fixes comprendra facilement quelle condition d'infériorité est cette hyperactivité psychique mal dirigée. Si cette activité était employée, au contraire, à croire avec force qu'on sera victorieux, si elle était, ce qui vaut mieux encore, complètement détournée de cette hantise malsaine, l'individu aurait chance de résister. Aussi, que dès le début du voyage le passager s'occupe à droite et à gauche, cherchant la distraction à toutes les sources possibles, et, quand il verra ses voisins couchés sur les bastingages rendre leur compte, qu'il se dise bien qu'il saura résister. Qu'il s'auto-suggestionne, et qu'il ait, au besoin, l'énergie d'agir sur ceux qui commencent à faiblir autour de lui ! C'est là indubitablement une précaution utile, mais dont toutes les cérébrations ne seront pas capables.

III

Le traitement du mal de mer par auto-suggestion est très efficace. Un grand nombre de passagers l'emploient ; le point délicat est de pouvoir concentrer son attention sur une idée intéressante et inoffensive. Que les passagers fixent un même objet, un point quelconque au large, qu'ils suivent les vols des oiseaux de mer tout autour du navire, qu'ils s'intéressent de toute leur force à quelque chose, peu importe laquelle ; en un mot, qu'ils fassent de la « dérivation psychologique ».

L'exemple du docteur Bérillon est bien net. Craignant de succomber, il évite le mal de mer en détournant son attention sur quelque travail mental intéressant, il concentre son esprit sur la préparation d'un article ou d'une leçon. Cette dérivation de l'attention lui rend un grand service. Le fait suivant nous montre une partie du pouvoir de la dérivation de l'attention : un de nos amis, étudiant en droit, se trouvait avec nous sur le paquebot qui nous amena dernièrement à Marseille. Il dut payer à la mer son tribut. Connaissant sa passion pour le bridge, nous l'engageâmes fortement à entamer une partie avec quelques passagers qui cherchaient un quatrième. Devant notre insistance, il se décida. Le résultat ne se fit pas attendre. Pris par l'intérêt du jeu, il oublia complètement son mal, joua avec animation et fut bien surpris lorsque nous lui fîmes remarquer le changement qui s'était opéré en lui. Cette « dérivation de l'attention » avait suffi pour le guérir, et il acheva la traversée sans éprouver le moindre malaise.

Beaucoup, parmi les malades, sont incapables de faire de la dérivation psychologique, ils n'ont pas l'énergie nétessaire pour concentrer leur esprit sur une idée quelconque. Un traitement particulier peut alors être institué, mais c'est là un traitement préventif et qui ne peut s'appliquer au mal de mer qu'occasionnellement. Nous voulons parler de l'éducation de la volonté.

L'éducation de la volonté, question à l'ordre du jour, est surtout indiquée chez les personnes très suggestibles, car elle s'adresse « directement à la cause : suggestibilité extrême du sujet. On l'accoutumera à ne plus être le jouet de ses impressions, à en prendre conscience, à les analyser, et à les critiquer, à se rendre un compte exact de leur origine, de leur importance, à manier à leur égard cette arme précieuse qu'on appelle le doute. On lui apprendra à manier le frein des contre-représentations, à récupérer le libre usage et la pleine direction de ses pensées. On s'efforcera de restaurer l'énergie psychique, on l'habituera à concentrer son attention, à mobiliser son effort, à réagir, à inhiber. » (Dr Farez).

L'éducation de la volonté pourra être un excellent adjuvant ; mais le vrai traitement de la naupathie est celui qui s'adresse à la suggestion.

L'emploi de la suggestion dans le traitement du mal de mer est basé sur la logique. Nous pensons avoir suffisamment montré les rapports étiologiques de la suggestion et de la naupathie. Ce qu'une suggestion produit, une suggestion peut le détruire. Le traitement doit se faire préventivement avant l'embarquement. Elle aura d'autant plus de chances de se réaliser que le sujet sera plus suggstible. La suggestion agit en maintenant, en augmentant la force nerveuse du sujet ; elle promet de le soustraire à l'influence des causes que nous avons appelées adjuvantes ; elle peut, dans certains cas, conférer l'immunité.

Les observations publiées depuis une dizaino d'années et relatant le succès de ce traitement, sont très nombreuses. Nous en reproduisons quelques-unes, celles qui nous ont semblé les plus intéressantes.

OBSERVATIONS

Observations du Dr Gorodichze
(Très résumées),

I.— Une dame de 36 ans, légèrement nerveuse, d'une bonne santé habituelle, habite, l'été, avec son mari, le bord de la mer. Dans plus de cent promenades qu'ils firent ensemble, même par le temps le plus calme, elle a toujours été malade. Après quelques séances hypnotiques, elle resta à bord d'une petite embarcation à voile pendant sept heures, avec une mer fortement clapoteuse, sans éprouver le moindre malaise.

II. — M. B..., 40 ans, neurasthénique avec phobies. Sur une dizaine de voyages à Londres, il n'en a pas eu un seul de bon ; après l'avoir armé de suggestions inhibitrices, il a traversé la Manche par une mer littéralement en furie. Il fut le seul passager à bord qui échappât au mal de mer.

III. — Le cas de M. M..., 46 ans, névropathe, est moins frappant. Par une mer relativement calme, il lui arrivait quelquefois de ne pas être indisposé. Cependant, les dix dernières traversées eurent lieu par de très gros temps ; il ne présente aucun trouble de la naupathie.

IV. — Mme M..., 37 ans, névralgique et migraineuse. Avait fait avant ce traitement, par deux fois, le voyage de Tunis et fut malade les deux fois. Depuis, ne fut jamais malade dans de très nombreuses sorties en mer par des temps variables.

Observation du Dr Crocq fils
(Rapportée par le Dr P. Farez)

Une dame obligée d'aller fréquemment de Belgique en Angleterre et vice-versa, était chaque fois très malade pendant toute la traversée. Elle demande à M. Crocq de l'endormir ; celui-ci lui fait une séance de psychothérapie. Quelque temps après, cette dame n'éprouva plus le moindre malaise, bien que la mer eût été ce jour-là particulièrement démontée.

Observation du Dr P. Farez

Un Anglais souffre du mal de mer toutes les fois qu'il traverse la Manche. Il demande à être hypnotisé. Le docteur n'obtient qu'un léger assoupissement. Il fait prendre, deux heures avant la séance, un gramme de trional. Le sommeil est produit, mais dès que la suggestion est formulée, le sujet se réveille. On élève la dose à 1 gr. 50 ; réussite complète à la deuxième séance. Au bout d'une heure, on le réveille et il s'écrie radieux : « Enfin ! cette fois, je ne vous ai pas entendu, votre suggestion sera efficace. » Et elle le fut en effet.

Observations du Dʳ Espitallier
(Rapportées dans sa thèse)

I. — Mme J. A..., jeune femme de 24 ans, très nerveuse, très impressionnable, appréhendait fortement de faire la traversée du Havre à New-York. Elle va trouver un docteur qui lui propose d'essayer le procédé de Gorodischze. Celle-ci accepte et monte sur le bateau, complètement persuadée qu'elle n'aura nullement le mal de mer. Et, en effet, elle n'eut pas un mauvais moment pendant la traversée.

II. — M. S. B..., 30 ans, n'a jamais été malade, mais tient de son père une constitution extrêmement nerveuse. Ce jeune homme avait fait deux ou trois voyages sur mer, avait été affreusement malade. Ami intime de notre docteur, il lui demanda conseil contre l'horrible mal qui l'assaillait lorsqu'il prenait la mer. Celle-ci voulut tenter la guérison par la suggestion. M. B... y consentit. Le soir, M. B... prenait la mer, pour deux jours seulement, il est vrai, et arrivait au terme de son voyage, n'ayant ressenti aucun malaise, ni aucun des accidents qui marquèrent si péniblement ses traversées antérieures.

Observations du Dʳ Renterghem
(D'Amsterdam)

I. — Mlle A..., 42 ans, très suggestible, a souvent été traitée pour accidents hystériques. Elle pria le docteur de lui suggérer l'immunité contre le mal de mer. Dans une séance de somnambulisme profond, Van Renterghem lui défend de ressentir la moindre incommodité durant son voyage au cap de Bonne-Espérance. La cliente a écrit de Durban qu'elle n'avait point souffert du mal de mer, pendant une traversée de trois semaines.

II. — Mlle B..., neurasthénique, après surmenage, a été traitée par le docteur avec succès, au moyen de la suggestion, pour de l'insomnie, des maux de tête, de l'inaptitude à concentrer son attention. Devant aller à Batavia, elle a peur du mal de mer, qu'elle a ressenti pendant les petits voyages en bateau sur les rivières. Trois séances de suggestion sont données la semaine du départ. Une lettre apprend qu'elle a effectué cette longue traversée sans aucun mal.

III. — M. V. de B...., étudiant en médecine, a été traité par le docteur pour accidents neurasthéniques. Part pour Batavia. Prie le docteur de le prémunir contre le mal de mer qu'il redoute. N'a jamais encore voyagé en mer. Le docteur lui donne les suggestions appropriées, en état de sommeil léger. Arrivé à Batavia, il écrit que non seulement il est resté indemne, mais il a réussi à guérir une dame atteinte du mal de mer. Cette malade avait la naupathie depuis le début du voyage, c'est-à-dire depuis trois semaines, elle était dans un état d'amaigrissement effrayant. Le médecin du bord avait, en vain, épuisé tous les moyens. Il réussit à mettre la dame en état de sommeil profond, lui suggéra l'arrêt des vomissements et le retour de l'appétit : ce fut une véritable résurrection.

IV. — La femme d'un médecin se propose de retourner à Batavia. Elle n'est pas seulement sujette au mal de mer, mais est indisposée en voiture et en chemin de fer ; jusqu'ici, rien n'a pu la soulager. Elle se croit fort peu sug-gestible et n'a point confiance dans l'hypnotisme. Elle se nourrit mal, n'a pas d'appétit, est anémique. La malade est endormie à la troisième séance. Elle fait deux heures de chemin de fer sans être incommodée et commence à mieux se nourrir. Elle s'embarque et accomplit vaillam-ment la traversée, sauf le premier jour où elle se sentit mal à l'aise.

Observations du Dr Bonjour

Le docteur Bonjour, de Lausanne, a eu occasionnelle-ment deux fois à suggérer l'absence du mal de mer, une fois indirectement, l'autre directement. Le résultat fut complet : ses malades n'eurent pas à souffrir au mal de mer.

Observations oltées par Pampoukis

I. — Pendant une traversée de Marseille à Gênes, une violente tempête provoque des vomissements incoercibles chez les passagers ; leurs forces sont épuisées. Tout à coup, on crie : « Au feu ! » L'effroi est général. Les vo-missements cessent comme par enchantement.

II. — Un matelot novice est pris d'un violent mal de mer, le naufrage est proche : l'imminence du danger im-pressionne tellement le malade que ses vomissements ces-sent et qu'il peut venir en aide à ses camarades.

Comme nous le montre la lecture de ces observations, la suggestion a pu, dans certains cas, être employée comme moyen curatif. Le docteur H. Osgood a publié d'intéressantes observations ; il a guéri de nombreuses personnes qui souffraient du mal de mer, en employant la suggestion comme moyen préventif et comme moyen curatif, pendant des crises.

Somme toute, employée préventivement, employée pendant les crises, la suggestion a donné des résultats satisfaisants. Ce qui frappe dans la lecture des observations précédentes, et c'est un défaut à leur reprocher, c'est leur obscurité et leur manque de détails, quant à la façon de pratiquer la suggestion.

Notre intention première était de terminer cette étude par l'exposition d'une méthode de suggestion. Mais les observations qui viennent à la suite fixant la marche à suivre, nous y avons renoncé.

Observation première

(Communiquée par le Dr G. B., d'Oran)

Mme X... et ses trois demoiselles, âgées actuellement de 22 ans, 18 ans et 12 ans, ont l'habitude d'aller en France, chaque année, vers le mois de juillet, pour y passer trois mois pendant la période des plus grandes chaleurs de l'Algérie.

Ces quatre personnes étaient régulièrement sujettes au mal de mer, à l'aller et au retour, quels que fussent le temps, l'état de la mer et le confortable du bateau. En 1904, je suis appelé la veille du départ.

Je les fais asseoir à la file, l'une à côté de l'autre, sur

des chaises à dossier un peu élevé contre lequel elles appuient leur tête. Je provoque un léger état hypnotique par la simple occlusion des yeux et la compression légère des globes oculaires. L'état nerveux provoqué diffère ou ne diffère pas de l'état de veille. Je sais qu'elles sont suggestibles, car en appuyant mes deux mains sur les omoplates (la personne étant debout), il y a attraction en arrière sur la simple suggestion : « Vous allez vous sentir tirer en arrière, vous allez tomber, mais vous n'aurez pas peur, je vous tiens, je veille sur vous. »

Voici la suggestion préventive contre le mal de mer : « Vous n'aurez pas le mal de mer, vous assisterez à tous les repas ; vous aurez bon appétit, bonne digestion. Vous n'êtes pas incommodée par le mouvement du navire, ni par les odeurs de l'intérieur. Vous n'avez peur de rien. S'il y a des malades à bord, vous ne serez pas impressionnée. Pas de vertige, pas de vomissements. Vous ne serez malade ni à l'aller, ni au retour. »

Cette suggestion est faite à haute voix, à chaque personne successivement et s'accompagne de l'imposition d'une main sur le sommet de la tête, pendant que l'autre presse par deux doigts sur les paupières.

La suggestion est répétée, de la même manière, pendant un quart d'heure environ. Elle est renouvelée le lendemain, quelques heures avant l'embarquement.

Le résultat est parfait et le voyage, tant à l'aller qu'au retour, trois mois après, s'accomplit dans les meilleures conditions possibles.

L'opération fut renouvelée en 1905, 1906, 1907, toujours avec le même succès.

En 1908, les mêmes personnes, se croyant suffisamment fortes et habituées, s'en vont sans suggestion préalable. Elles ont le mal de mer dans les deux traversées. Aussi, ont-elles décidé de se soumettre de nouveau à mon influence en 1909.

OBSERVATION II

Mme P... a fait soigner son fils, âgé de douze ans, par la suggestion hypnotique pour le corriger d'une habitude vicieuse. Le traitement a réussi.

En juin 1908, elle est appelée en France brusquement pour affaires de famille. Redoutant le mal de mer, parce qu'elle a été très malade à chaque traversée antérieure, elle vient, le jour de son départ, demander s'il n'y aurait pas quelque moyen préventif.

L'application des mains sur les omoplates fait constater sa grande suggestibilité. Je la fais asseoir confortablement dans un fauteuil et je lui fais les suggestions préventives détaillées dans l'observation précédente. L'opération dure vingt minutes.

Mme P... fait une excellente traversée.

Aussi, à peine est-elle arrivée en France, qu'elle écrit à sa fille, âgée de 15 ans, qui doit venir la rejoindre en juillet, au début de ses vacances, en lui recommandant de ne pas manquer de venir, lors du départ, se faire suggestionner.

La demoiselle et sa bonne, âgée de 25 ans, viennent en effet. Elles sont toutes deux reconnues suggestibles et elles sont soumises à l'influence de la suggestion verbale pendant une vingtaine de minutes.

Elles s'en vont pleines de confiance et leur voyage s'effectue de la manière la plus agréable.

L'effet de la suggestion s'est maintenu au retour chez les trois personnes.

CONCLUSIONS

Comme conclusions pratiques de cette étude, voici ce qui nous paraît devoir être retenu :

Le traitement du mal de mer doit être à la fois physique, médicamenteux et psychique.

Le traitement physique correspond au traitement pathogénique : employer le sanglage abdominal, destiné à empêcher le ballottement intestinal.

Le traitement pharmaceutique correspond au traitement symptomatique. Il doit être institué : *a*) à cause de l'action pharmaco-dynamique des médicaments ; *b*) à cause de l'action qu'ils exercent sur l'esprit du malade par suggestion indirecte.

Le traitement psychique est le traitement par suggestion : il correspond au traitement étiologique. La suggestion est applicable au mal de mer. Elle ne doit pas être considérée comme une panacée réussissant toujours, mais comme un adjuvant pour combattre les influences psychiques susceptibles de provoquer ou d'aggraver le mal de mer.

INDEX BIBLIOGRAPHIQUE

AILHAUD-CASTELET (D'). — Le mal de mer. Thèse, Paris, 1894-1895.

ARONSSOHN. — Mémoire sur la cause et la prophylaxie du mal de mer. Un. méd., 1860, t. VIII.

AUBERT. — Lyon Médical, 1888, 22 janvier, p. 145.

AUFFRET. — Archives de Méd. nav., 1894. Transport et transmission des blessés à bord.

AUTRIC. — Théorie physiologique du mal de mer. Th., Montpellier, 1868.

ABADIE. — Vertige oculaire. Prog. méd., 1881.

BAUDOIN (Marcel). — « Mal de mer et couchettes transatlantiques ». Gazette Médicale de Paris, 1902, p. 345.

— « A propos du mal de mer d'imagination ». Bulletin de la Société de l'Internat des Hôpitaux de Paris, 1907, p. 152.

BEAUNIS. — Les sensations internes.

BÉNARD. — Etude sur le mal de mer. Th. de Paris, 1879.

BOUCHARD. — In path. générale, t. IV.

BONNET (G.). — « Le mal de mer et la suggestion ». Revue de l'hypnotisme, octobre 1904.

— Le mal de mer, ses causes, moyens de l'éviter, moyens de le combattre. Paris, 1907.

4

— Traité pratique d'hypnotisme et de suggestion thérapeutique, 1907.

BÉRILLON. — « Le mal de mer vrai et le mal de mer imaginaire ». Revue de l'hypnotisme, 1907.

BOUCHUT et DESPRÈS. — Art. du Dict. de Méd. et de Chir. pratique.

BONNIER. — Vertiges, 1894.

BONJOUR (de Lausanne). — « Le mal de mer, la suggestion hypnotique et l'expérimentation psychologique ». Revue de l'hypnotisme.

Le Caducée, 1904. Comment on évite le mal de mer.

DASTRE et PAMPOUKIS. — Influence du balancement sur la respiration et sur la circulation, et sur la position des viscères. Arch. de Physiol., octobre 1888.

DASTRE et MORET. — Arch. de Phys. norm. et path., Paris, 1882.

— Compte-rendu de l'Académie des sciences, Paris, 1883.

— Compte-rendu de la Soc. de Biologie, 1883.

DUPUY-DE-LÔME. — Traversée de Calais à Douvres sur des navires porte-trains. Bull. Soc. géog., mars 1874.

— De l'antipyrine contre le mal de mer. Compte-rendu Ac. méd., 14 novembre 1887.

ESPITALIER. — Mal de mer. Traitement. Thèse de Montpellier, 1900.

FONSSAGRIVES. — Art. Mal de mer. Traité d'Hyg. novembre 1877.

FORGET. — Art. Mal de mer. Arch. Méd. nav., 1862.

FAREZ. — Traitement psychologique du mal de mer et des

vertiges de la locomotion. Revue de l'Hypnotisme, 1899.

— Traitement psychologique du mal de mer et des vertiges de la locomotion. Thèse de Paris, 1899.

GIRALDÈS. — Notes sur le traitement du mal de mer par l'hydrate de chloral. Journ. de Thérapeut., 1874.

GUILLON DE CALAIS. — « Correspondance ». Presse médicale, 3 juillet 1907.

GORODICHZE. — Le mal de mer et le moyen de le prévenir par la suggestion hypnotique. Revue de l'Hypnotisme, 1897.

GINOT. — Du mal de mer et de ses causes mécaniques. Paris 1859.

GRASSET. — Hypnotisme et suggestion, 1903.

Journal du Mal de mer (1899).

KÉRAUDREN. — Mémoire sur le mal de mer.

— Essai sur les phénom., les causes et les term. du mal de mer (Journal de méd. et de chir. de Corvisart, t. 23, p. 353).

— Mal de mer. Dict. des Sciences médicales, t. 30.

LÉPINAY. — Revue de l'hypnotisme. Janvier 1907.

LUSSANA. — Monographie du vertige.

LAMOUREUX. — Bulletin de la Société de l'Internat, 1907.

LOYE. — Le calage du corps contre le mal de mer (Rev. Scient., 1ᵉʳ décembre 1888).

MADEUF. — Guide du mal de mer (Gr. Imp. du Centre, Herbin, Montluçon).

— La ligue du mal de mer, 80, boulevard Port-Royal, Paris.

MAILLET. — Le mal de mer. Essai de pathogénie et de traitement. Thèse Paris, 1908.

MATHIEU (Joseph). — Contribution à l'étude du vertige. Th. Paris, 1900-1901.

MESTIVIER. — De la nature et de certaines conséquences physiologiques et morales du mal de mer. L'Union Médicale de la Gironde.

MOUSSOIR. — Le mal de mer et le sens de l'espace. Th. Paris, 1889.

ONANOFF. — Semeiologie des vertiges (Mercredi Médical, Paris, 1891).

OSGOOD (Hamilton). — Le traitement du mal de mer par la suggestion hypnotique. Revue de l'hypnotisme, 1905.

PENAUD. — Le mal de mer. Etude clinique. Essai de pathogénie et de traitement. Thèse Bordeaux, 1902.

PIOCH. — Pseudo-mal de mer. Lyon Médical, 1870.

PAMPOUKIS (DE). — Etude pathogénique et expérimentale sur le vertige marin. Archives de neurologie, volume XVI, et France Médicale, 1888.

PELLARIN. — Le mal de mer, sa nature et ses causes. Th. Montpellier 1840.

RABATEL. — Le remède physiologique contre le mal de mer. Lyon Médical, 1887.

RAINGEARD. — Le mal de mer. Gazette médicale de Nantes, 1907.

REGNAULT. — « Le mal de mer vrai et le mal de mer imaginaire ». Société d'hypnologie et de psychologie, 1906.

— Le mal de mer d'imagination. Bulletin de la Société de l'Internat, 1907.

— Le mal de mer d'imagination et Peut-on se préserver du mal de mer. Presse Médicale, 1907.

Richet. — Le sulfate de quinine contre le mal de mer. Bulletin médical, 1891.

Rochas. — Art. mal de mer. In Dict. encyclop. des Sc. méd., t. IV.

Rollet. — Traitement du mal de mer par l'antipyrine. In Lyon médical, 20 avril 1888.

Rochet. — Lettre sur le mal de mer. Arch. générales de médecine, 1890.

Thomas. — Le Cervelet. Th. Paris, 1897.

Van Gehrichten. — Anatomie du système nerveux de l'homme, 1900.

Viault et Jolvet. — Traité élémentaire de physiologie humaine, 1898.

Weill. — Des vertiges. Th. agrég. Paris, 1885-86.

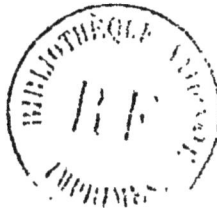

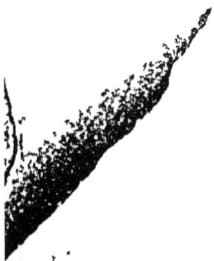

SERMENT

En présence des Maîtres de cette Ecole, de mes chers condisciples, et devant l'effigie d'Hippocrate, je promets et je jure, au nom de l'Être suprême, d'être fidèle aux lois de l'honneur et de la probité dans l'exercice de la Médecine. Je donnerai mes soins gratuits à l'indigent, et n'exigerai jamais un salaire au-dessus de mon travail. Admis dans l'intérieur des maisons, mes yeux ne verront pas ce qui s'y passe ; ma langue taira les secrets qui me seront confiés, et mon état ne servira pas à corrompre les mœurs ni à favoriser le crime. Respectueux et reconnaissant envers mes Maîtres, je rendrai à leurs enfants l'instruction que j'ai reçue de leurs pères.

Que les hommes m'accordent leur estime si je suis fidèle à mes promesses! Que je sois couvert d'opprobre et méprisé de mes confrères si j'y manque !

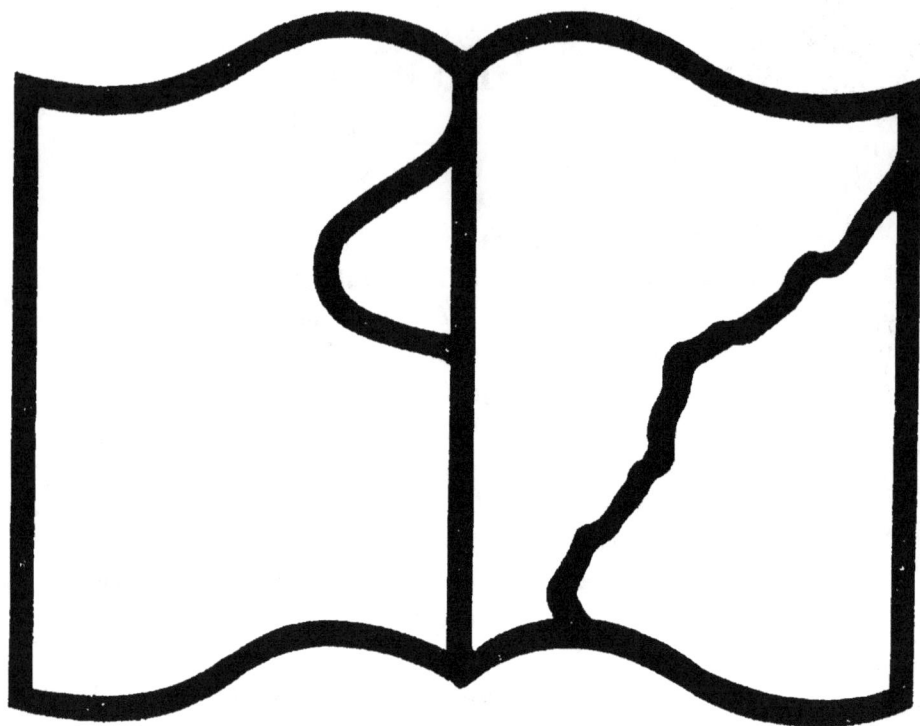

Texte détérioré — reliure défectueuse

NF Z 43-120-11

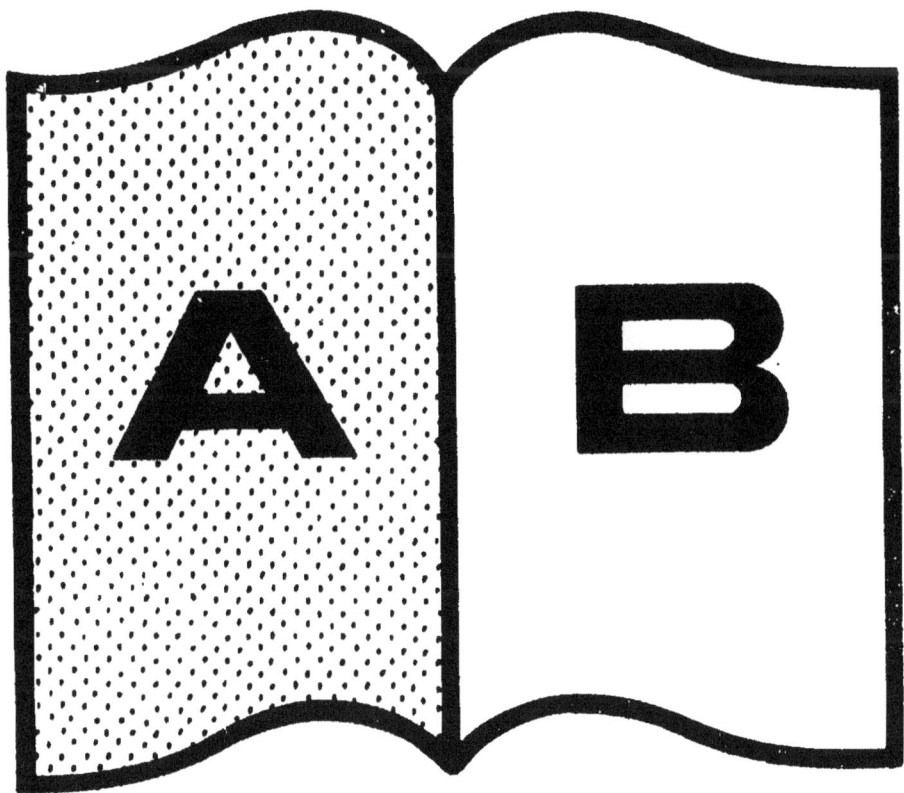

Contraste insuffisant

NF Z 43-120-14

www.ingramcontent.com/pod-product-compliance
Lightning Source LLC
Chambersburg PA
CBHW050541210326
41520CB00012B/2669